Brustvergrößerung Chirurgie

Alles was du wissen musst

Dr. Sheila Harrison

Haftungsausschluss

Dieser Inhalt dient der allgemeinen Information über die Erkrankung und soll Sie in die Lage versetzen, bei Bedarf umgehend ärztliche Hilfe in Anspruch zu nehmen, um Komplikationen vorzubeugen. Es muss unbedingt betont werden, dass diese Informationen keinen Ersatz für die Konsultation eines qualifizierten Arztes darstellen. Der Bereich der medizinischen Wissenschaft entwickelt sich ständig weiter und aufgrund der Dynamik des medizinischen Wissens empfehlen wir, den Rat eines Experten einzuholen, wenn Sie auf Unstimmigkeiten stoßen oder beabsichtigen, auf der Grundlage der in diesem Inhalt enthaltenen Informationen Maßnahmen zu ergreifen. Missachten Sie niemals die professionelle medizinische Beratung und verzögern Sie niemals die Behandlung auf der Grundlage von Informationen, die Sie online, einschließlich dieses Materials, oder aus einer anderen Online-Quelle gelesen haben. Denken Sie immer daran, dass das Internet Sie nicht heilen kann. Heilung kommt vielmehr durch die Führung medizinischer Fachkräfte und die Vorsehung Gottes zustande.

Inhaltsverzeichnis

Überblick

Eine Brustvergrößerung ist ein gängiges Verfahren der Schönheitschirurgie, bei dem Brustimplantate oder Fetttransfer eingesetzt werden, um die Größe und Form Ihrer Brüste zu vergrößern. Es stehen verschiedene Arten von Brustimplantaten und chirurgische Methoden zur Verfügung. Konsultieren Sie daher Ihren Chirurgen, um herauszufinden, was für Sie ideal ist.

Die häufigste Form der Schönheitsoperation ist die Brustvergrößerung. In den Vereinigten Staaten lassen sich jedes Jahr rund 300.000 Menschen einer Brustvergrößerung unterziehen.

Brustvergrößerung bei Frauen

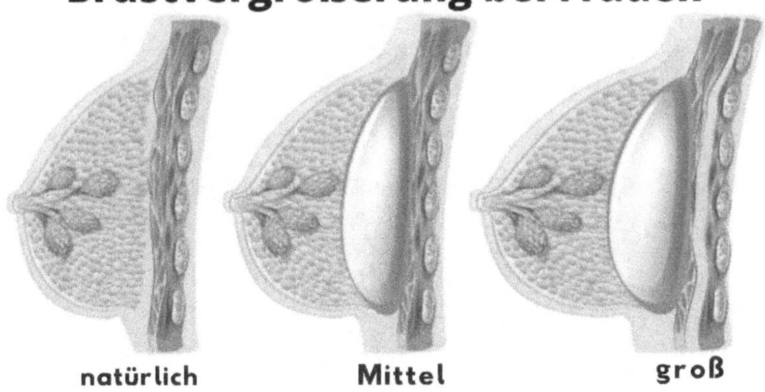

Abschnitt 1
Was ist eine Brustvergrößerungs Operation?

Brustvergrößerung Chirurgie vs. Brustvergrößerung Mammaplastik ist ein chirurgischer Eingriff, der die Brüste vergrößert. Dies geschieht in der Regel durch den Einsatz von Implantaten oder Fetttransfer. Bei einer Brustvergrößerungs Operation werden Brustimplantate unter das Brustgewebe oder die Brustmuskulatur eingesetzt. Dieser Eingriff wird in erster Linie aus kosmetischen Gründen durchgeführt. Der Eingriff kann jedoch auch zu rekonstruktiven Zwecken durchgeführt werden, beispielsweise nach einer Mastektomie wegen Brustkrebs.

Eine Brustvergrößerung ist nicht dasselbe wie eine Bruststraffung. Während eine Brustvergrößerung die Größe und Form der Brüste verbessern und das Selbstvertrauen der Patientin stärken kann, verändert die Bruststraffung die Größe der Brüste nicht nennenswert. Eine Bruststraffung kann den Eindruck größerer Brüste erwecken, indem sie schlaffe Brüste anhebt und die Brustwarzen neu positioniert. Eine Bruststraffung wird häufig in

Verbindung mit einer Brustvergrößerung durchgeführt.

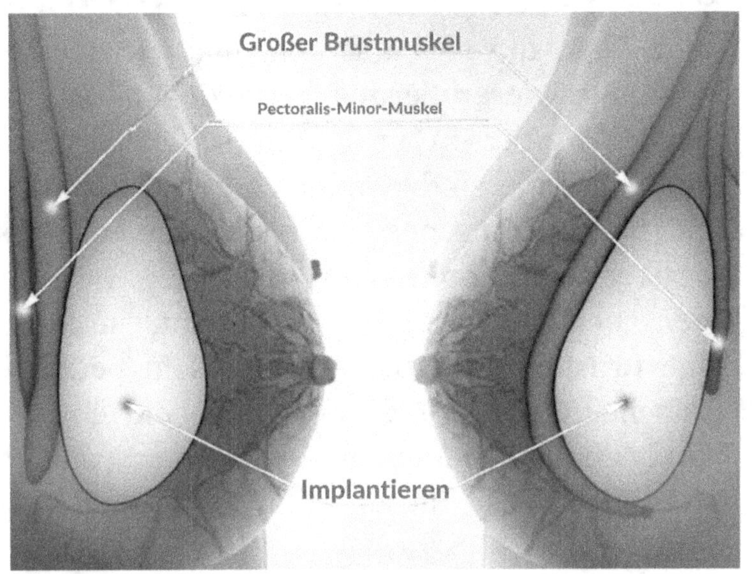

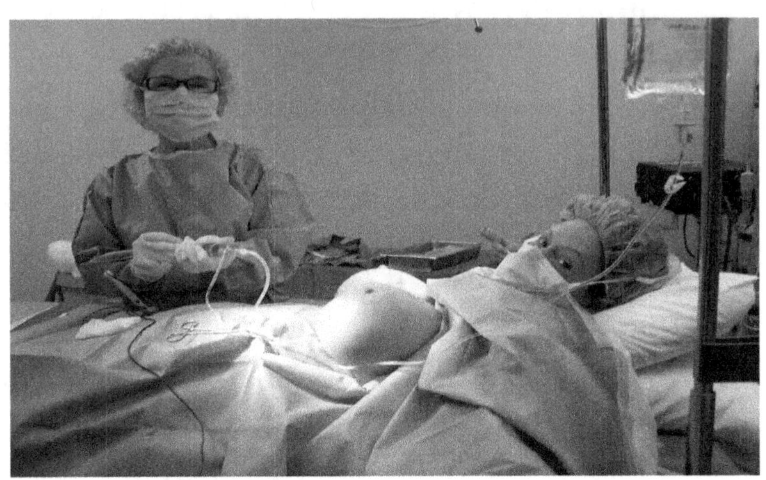

Häufige Gründe für eine Brustvergrößernde Operation

Menschen, die sich aus verschiedenen Gründen einer Brustvergrößerung unterziehen, sind von Person zu Person sehr unterschiedlich. Einige dieser Gründe sind persönlicher Natur, während andere medizinischer Natur sind. Sie sollten sich darüber im Klaren sein, dass der Weg jedes Menschen einzigartig ist und die Entscheidung für eine Brustvergrößerung oft eine sehr persönliche Entscheidung ist. Im Folgenden sind einige der häufigsten Gründe aufgeführt, warum sich Menschen für diesen chirurgischen Eingriff entscheiden:

- **Persönliches Glück und Selbstvertrauen:** Viele Menschen entscheiden sich für eine Brustvergrößerung, um ihre persönliche Zufriedenheit und ihr Selbstvertrauen zu steigern. Menschen haben häufig das Gefühl, dass eine wahrgenommene körperliche Verbesserung zu einem gesteigerten Selbstwertgefühl und allgemeinem Glück führen kann.

- **Wiederherstellung nach Mastektomie:** Viele Frauen bevorzugen nach einer Mastektomie eine Mastektomie. Hierbei handelt es sich um einen chirurgischen

Eingriff, den Chirurgen häufig zur Behandlung oder Vorbeugung von Brustkrebs durchführen. Unter bestimmten Umständen wird eine Brustvergrößerungs Operation nicht nur aus kosmetischen Gründen durchgeführt, sondern auch, um das Gefühl der Weiblichkeit wiederherzustellen, das möglicherweise durch die Mastektomie beeinträchtigt wurde.

- **Kosmetisches Gleichgewicht:**Die Größe der Brüste mancher Frauen scheint in keinem Verhältnis zu ihrer Körperstruktur zu stehen. Manche Menschen können eine Brustvergrößerung durchführen, um eine ausgeglichene Figur zu entwickeln, was zu einem besseren Körperbild führt.

- **Brustasymmetrie kann behoben werden:**Die weit verbreitete Brustasymmetrie kann durch eine Brustvergrößerung behoben werden. Während eine gewisse Asymmetrie typisch ist, ist die Diskrepanz bei manchen Menschen deutlicher. In solchen Fällen kann eine Brustvergrößerung durchgeführt werden, um die Größe der Brüste auszugleichen.

- **Brustrekonstruktion nach Schwangerschaft und Stillzeit:**Schwangerschaft und Stillzeit können die Größe und Form der Brüste einer Frau drastisch verändern. Aufgrund von

Veränderungen nach der Schwangerschaft können Brüste erschlaffen oder an Volumen verlieren. Daher kann der Zweck einer Brustvergrößerungs Operation für manche Menschen darin bestehen, den Brüsten ihr Aussehen vor der Schwangerschaft wiederherzustellen, da Menschen dies kulturell oft mit jugendlicher Energie und Weiblichkeit gleichsetzen.

- **Als chirurgischer Eingriff von Mann zu Frau:** Starke Beweise deuten darauf hin, dass eine Brustvergrößerung im MTF-Übergangsprozess wichtig ist. Viele Transgender-Frauen wünschen sich eine Brustvergrößerung als Teil einer Übergangsoperation von Mann zu Frau (MTF), weil sie glauben, dass dies ihre Transformation unterstützen wird. Bei dieser chirurgischen Behandlung, auch Augmentations-Mammaplastik genannt, werden die Brüste durch die Implantation von mit Kochsalzlösung oder Silikon gefüllten Prothesen hinter die Brustmuskulatur oder das Brustgewebe vergrößert.

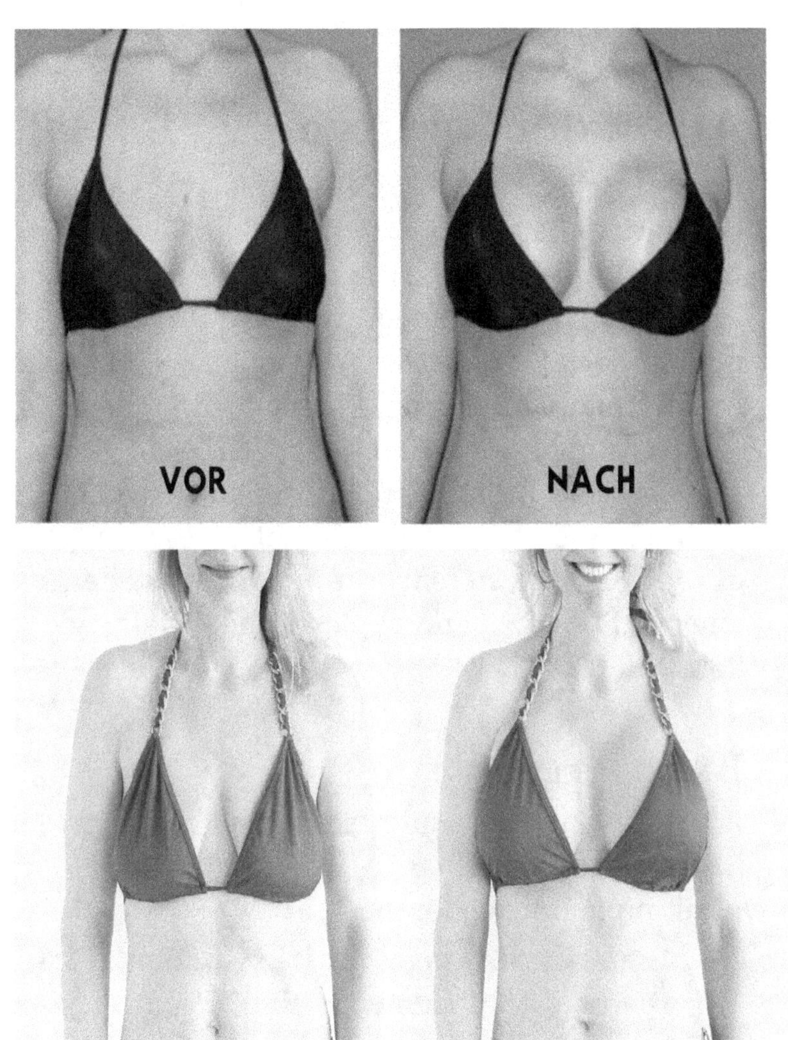

VOR
NACH

Sektion 2
Arten der Brustvergrößerung

Brustvergrößerung wird in zwei Arten eingeteilt: Brustimplantate und Fetttransfer-Vergrößerung. Innerhalb dieser beiden Kategorien gibt es weitere Alternativen, je nachdem, wie Ihre Brüste aussehen und sich anfühlen sollen. Bestimmte Brustimplantate sind nur für bestimmte Altersgruppen von der FDA zugelassen. Bevor Sie sich für eine Brustvergrößerung entscheiden, ist es wichtig, die Vor- und Nachteile jeder Option gründlich zu recherchieren und zu verstehen sowie einen Facharzt für plastische Chirurgie zu konsultieren.

Brustvergrößerung

Brustimplantate sind die häufigste Art der Brustvergrößerung. Zu den Optionen für Brustimplantate gehören:

- **Brustimplantate mit Kochsalzlösung:** Diese Implantate sind mit steriler Kochsalzlösung (Salzwasser) gefüllt. Sollte das Implantat in Ihrer Brust brechen, nimmt Ihr Körper die Kochsalzlösung auf und schneidet sie auf natürliche Weise aus.

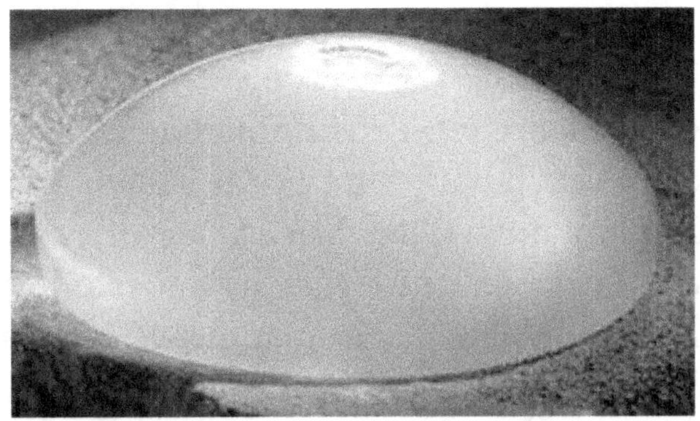

- **Strukturierte Brustimplantate mit Kochsalzlösung:** Diese Implantate sind mit steriler Kochsalzlösung (Salzwasser) gefüllt und verfügen über eine innere Struktur, die dazu beiträgt, dass sich das Implantat natürlicher anfühlt.

- **Silikon-Brustimplantate:** Diese Implantate bestehen aus Silikongel. Sollte das Implantat brechen, könnte das Gel in seiner Hülle verbleiben oder in Ihre Brust gelangen.

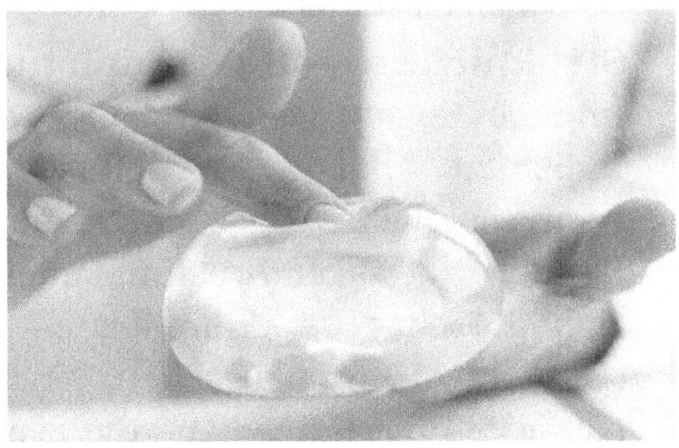

- **Formstabile Brustimplantate:** Diese Implantate werden oft als Gummibärchen-Brustimplantate bezeichnet, da sie auch dann ihre Form behalten, wenn die Implantate Hülle bricht. Sie bestehen aus einem dickeren Silikongel und sind fester als herkömmliche Implantate. Formstabile Brustimplantate erfordern einen längeren Operationsschnitt in Ihrer Haut.

- **Runde Brustimplantate:** Diese Implantate lassen die Brüste normalerweise voller aussehen. Da die Implantate überall rund sind, verändern sie das Aussehen ihrer Brust normalerweise nicht, wenn sie sich verdrehen.

- **Glatte Brustimplantate:** Diese Implantate fühlen sich von allen Implantatarten am weichsten an. Glatte Brustimplantate lassen die Brustbewegung in der Regel natürlicher aussehen als andere Implantate.

- **Strukturierte Brustimplantate:** Diese Implantate erzeugen Narbengewebe, das am Implantat haftet, wodurch es weniger wahrscheinlich ist, dass sie sich innerhalb Ihrer Brust bewegen.Brustimplantat-assoziiertes anaplastisches großzelliges Lymphom (BIA-ALCL)Obwohl selten, tritt sie am häufigsten bei Frauen auf, die Brustimplantate mit strukturierter Oberfläche tragen.

Brustvergrößerung mit Eigenfett

Bei einer Brustvergrößerung mit Fett Transfer wird Ihr Chirurg dies tun, Fettabsaugung um Fett aus einem anderen Bereich Ihres Körpers zu entnehmen und dieses Fett dann in Ihre Brüste zu injizieren. Diese Art der Brustvergrößerung ist in der Regel für Menschen gedacht, die eine relativ geringe Vergrößerung ihrer Brust wünschen. In den meisten Fällen entnimmt Ihr Chirurg Fettgewebe aus einem der folgenden Bereiche:

- Dein Bauch.
- Ihre Flanken (die Seiten und der untere Rücken Ihres Bauches).
- Dein Rücken.
- Deine Oberschenkel.

Brustvergrößerung mit Eigenfetttransfer

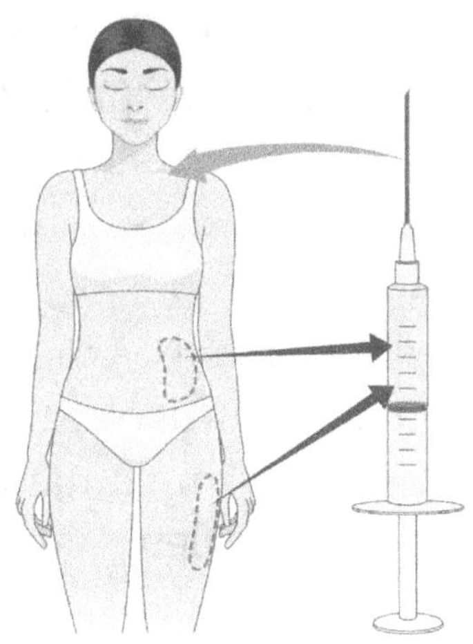

Sektion 3

Eine wichtige Überlegung, bevor Sie sich für eine Brustvergrößernde Operation entscheiden

Die beiden wichtigsten Überlegungen, bevor Sie sich für eine Brustvergrößerungsoperation entscheiden, sind die Größe des Implantats und die Art des Implantats.

- Wenn Sie eine Brustvergrößerungs Operation in Betracht ziehen, müssen Sie sowohl hinsichtlich der Größe als auch der Form des Implantats die richtige Wahl treffen. Die Wahl der Implantatgröße und -form muss das Ergebnis einer ausgewogenen Überlegung sein, die nicht nur ästhetische Ansprüche, sondern auch die Körperstruktur und den Gesundheitszustand des Einzelnen berücksichtigt.
- Der zweitwichtigste Aspekt ist die Art des Implantats zur Brustvergrößerung. Die Art des gewählten Implantats beeinflusst die Langlebigkeit, den Erhalt und die Nachwirkungen der Operation. Es ist notwendig, die Arten von Implantaten zu

verstehen, dies mit Ihrem Chirurgen zu besprechen und entsprechend zu entscheiden.

Während eine Brustvergrößerung sofortige Zufriedenheit verschaffen kann, ist es wichtig, die langfristigen Auswirkungen zu berücksichtigen. Sie müssen sich regelmäßig von Ihrem Chirurgen untersuchen lassen, um die Integrität der Implantate sicherzustellen und etwaige Bedenken oder Komplikationen auszuräumen.

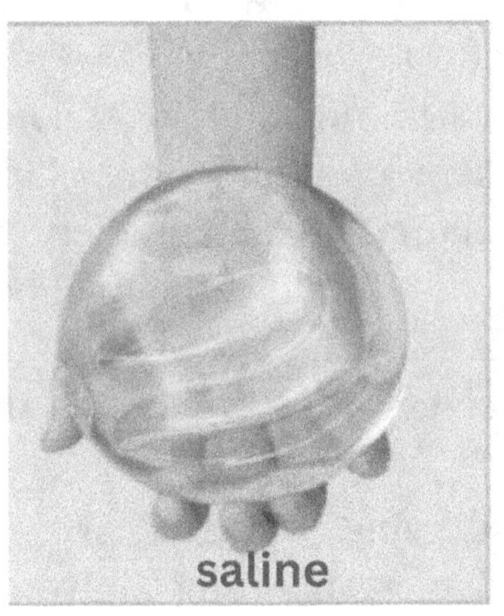

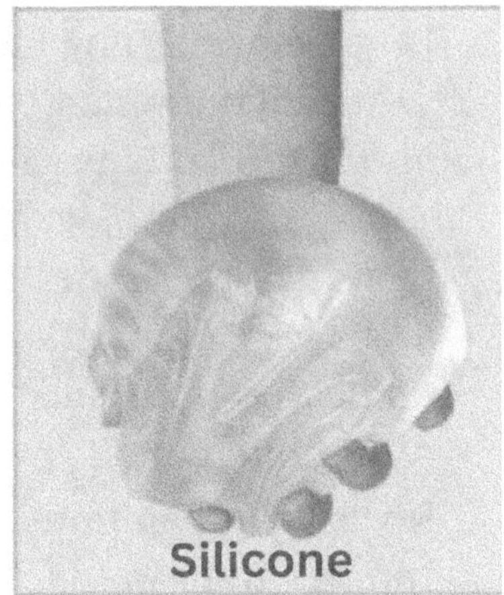

Arten von Implantaten, die in Brust A verwendet werden Augmentation Chirurgie

Brustimplantate sind typischerweise mit Kochsalzlösung oder Silikon Gel gefüllt. Es sei daran erinnert, dass die spezifischen Bedürfnisse und ästhetischen Ziele des Patienten die Auswahl der Implantate für die Operation beeinflussen. Die Wahl der Implantate fällt typischerweise in zwei Hauptkategorien.

Eine der Arten von Implantaten, die bei Brustvergrößerung Operationen verwendet werden, sind Silikonimplantate. Es ist mit Silikongel gefüllt und wird oft wegen seiner natürlichen Haptik gewählt. Wenn das Implantat jedoch undicht ist, kann das Gel in der Implantathülle verbleiben oder in die Brustimplantate Tasche gelangen. Ein undichtes, mit Silikongel gefülltes Implantat darf nicht kollabieren.

Kochsalzimplantate sind eine weitere Art von Implantaten in der Brustvergrößerung Chirurgie. Sie sind mit sterilem Salzwasser gefüllt. Sollte die Implantat-Hülle undicht sein, kollabiert ein Kochsalzimplantat und der Körper beginnt, Kochsalzlösung aufzunehmen und auf natürliche Weise auszuscheiden.

Vergleich von Silikon- und Kochsalzimplantaten

Die Wahl zwischen Silikon- und Kochsalzimplantaten, die oft eine der wichtigsten Entscheidungen vor einer Brustvergrößerungs Operation ist, treffen Sie nicht in Eile. Ein umfassendes Verständnis der Vor- und Nachteile jedes Implantat-Typs ist von entscheidender Bedeutung. Welche Implantate bevorzugt werden, ist individuell sehr unterschiedlich und hängt in erster Linie von seinen persönlichen Vorlieben, seiner Krankengeschichte und seinen ästhetischen Zielen ab.

Implantate	Vorteile	Nachteile
Kochsalzlösung	Sicherheit, Einstellbarkeit, kleinerer Schnitt	Fühlt sich weniger natürlich an
Silikon	Fühlt sich natürlich an, weniger Wellenbildung	Ohne eine MRT-Untersuc hung ist der Bruch möglicherweise nicht erkennbar

Probleme beim Stillen und bei der Brustvergrößerung

Während das Stillen für Frauen möglich ist, kann es bei einer Brustvergrößerungs Operation zu Komplikationen kommen.

Die Art der durchgeführten Operation spielt eine wichtige Rolle bei der Entscheidung, ob Stillen möglich ist oder nicht. Nachfolgend finden Sie spezifische Informationen zu verschiedenen Arten von Operationen und ihren möglichen Auswirkungen auf das Stillen:

Art der Operation	Mögliche Auswirkungen auf das Stillen
Einschnitt unter der Brust (Inframammär)	Wird höchstwahrscheinlich keinen Einfluss auf das Stillen haben
Einschnitt um den Warzenhof (Periareolar)	Mögliches Risiko für die Milchgänge, was das Stillen beeinträchtigen kann

Schnitt in der Achselhöhle (transaxillär)	Die Wahrscheinlichkeit einer Beeinträchtigung des Stillens ist geringer, da keine Einschnitte an der Brust selbst vorgenommen werden

Bei transfrauen und nicht-binären Menschen wurde die induzierte Laktation mithilfe einer adjuvanten Hormontherapie mit einigem Erfolg untersucht. Es handelt sich jedoch immer noch nicht um eine gängige medizinische Praxis.

Sektion 4
Risikofaktoren für eine Brustvergrößernde Operation

Im Bereich der Brustvergrößerung Chirurgie wird häufig das Thema angesprochen, dass Brustimplantate reißen oder auslaufen können. Dies ist tatsächlich eine Möglichkeit, wenn auch nicht allzu häufig.

Ein Implantatbruch, auch häufig als Implantat Leck bezeichnet, ist eine Situation, in der die äußere Hülle des Brustimplantats einen Riss oder ein Loch aufweist. In diesem Fall kann das Gel oder die Kochsalzlösung im Implantat in das umliegende Gewebe eindringen.

- **Bruch des Kochsalzimplantats:**Wenn ein Kochsalzimplantat reißt, absorbiert der Körper typischerweise die Kochsalzlösung, wodurch das Implantat entleert wird. Diese Deflation macht sich in der Regel innerhalb von Stunden oder höchstens einigen Tagen bemerkbar. Da der Körper die Kochsalzlösung auf natürliche Weise aufnehmen kann, halten Ärzte sie in der Regel nicht für schädlich. Die Deflation des Implantats macht jedoch einen chirurgischen Eingriff zu dessen Ersatz erforderlich.

- **Ruptur eines Silikonimplantats:**Im Gegensatz zu Implantaten mit Kochsalzlösung ist ein Bruch eines Silikonimplantats möglicherweise nicht sofort erkennbar. Dies liegt daran, dass Silikongel dazu neigt, im Gewebe rund um das Implantat zu bleiben und nicht schnell vom Körper aufgenommen zu werden. Diese oft als „stiller Bruch" bezeichnete Situation kann über einen längeren Zeitraum unbemerkt bleiben.

Obwohl Forscher das Silikongel im Allgemeinen nicht als schädlich für den Körper betrachten, empfiehlt die FDA eine regelmäßige Überwachung von Silikonimplantaten durch MRT oder Ultraschall Bildgebung, um sie auf mögliche Brüche zu prüfen.

Abschnitt 5

Der Ablauf einer Brustvergrößerungs Operation

Ärzte führen eine Brustvergrößerung in der Regel ambulant unter Vollnarkose durch. Es ist wichtig zu beachten, dass eine Brustvergrößerungs Operation ein komplexer Eingriff ist, der einen qualifizierten medizinischen Eingriff erfordert. Nach der Anästhesie führt der Chirurg sorgfältig Schnitte an unauffälligen Stellen durch, um sichtbare Narben zu minimieren. Sie können diese Einschnitte in der natürlichen Brustfalte, der Axilla (Achselhöhle) oder um den Warzenhof herum vornehmen. Dies hängt von der Anatomie des Patienten, der Art des Implantats und dem vom Patienten gewünschten Grad der Vergrößerung ab. Wenn Sie sich dem Eingriff unterziehen möchten, sollten Sie sich daher ausreichend vorbereiten.

Nach dem Schnitt führt der Chirurg das Brustimplantat in eine Tasche ein, entweder:

- Unter dem Brustmuskel (eine submuskuläre Platzierung) oder
- Direkt hinter dem Brustgewebe, über dem Brustmuskel (eine submammäre/subglanduläre Platzierung).

Sobald der Chirurg das Implantat richtig positioniert, vernäht er die Einschnitte. Manchmal verwenden sie Klebeband oder Hautkleber, um die Haut zu verschließen. Mit der Zeit werden die Schnittlinien deutlich verblassen.

Verfahrens Details

Bei der Beratung zur Brustvergrößerung

Bevor Sie sich einer Brustvergrößerung unterziehen, treffen Sie sich mit Ihrem Arzt / Schönheitschirurg. Sie sollten sich auf dieses Beratungsgespräch vorbereiten, indem Sie darüber nachdenken, was Sie an Ihren Brüsten verändern möchten. Denken Sie daran: Sie streben nicht nach Perfektion, sondern nach Verbesserung. Stellen Sie außerdem sicher, dass Sie insgesamt in einer guten geistigen und körperlichen Verfassung sind und realistische Erwartungen haben.

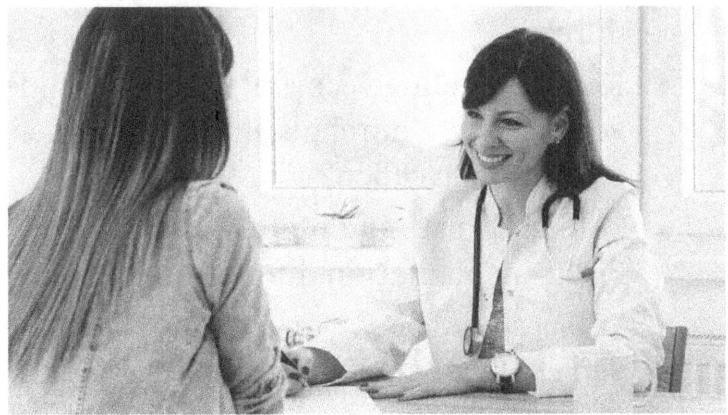

Ihr Chirurg wird Ihnen detaillierte Fragen zu Ihrer Krankengeschichte stellen, darunter:

- Welche Medikamente Sie einnehmen.
- Welche Allergien Sie haben könnten.
- Ihre Rauchergeschichte.
- Vorherige Operationen.
- Alle früheren Probleme, die Sie mit Ihren Brüsten haben, einschließlich Knoten-Mammographien und jede familiäre Vorgeschichte von Brustproblemen.

Es kann hilfreich sein, Ihrem Chirurgen während der Beratung zur Brustvergrößerung die folgenden Fragen zu stellen:

- Sind Sie vom American Board of Plastic Surgery zertifiziert?
- Wie viele Jahre sind Sie schon plastischer Chirurg?
- Wie oft führen Sie Brustvergrößerungen durch?
- Kann ich einige Vorher-Nachher-Bilder der von Ihnen durchgeführten Augmentation Operationen sehen?
- Soll ich Brustimplantate bekommen oder eine Fetttransplantation durchführen lassen?
- Was sind die Vor- und Nachteile der verschiedenen Arten von Brustimplantaten?
- Kann ich nach einer Brustvergrößerung stillen?

- Welche Risiken birgt meine Art der Augmentation ?
- Was passiert, wenn ich mit den Ergebnissen meiner Augmentation nicht zufrieden bin?

Auf der Vorbereitungsstufe für eine Brustvergrößernde Operation

Zur Vorbereitung Ihrer Brustvergrößerung Operation wird Ihr Chirurg möglicherweise Folgendes veranlassen:

- Machen Sie einen Bluttest.
- Nehmen Sie bestimmte Medikamente ein oder passen Sie Ihre aktuellen Medikamente an.
- Aufhören zu rauchen.
- Vermeiden Sie bestimmte Lebensmittel oder Getränke.
- Vermeiden Sie die Einnahme von Aspirin und bestimmten entzündungshemmenden Medikamenten, da diese die Blutung verstärken können.
- Hören Sie auf, Freizeitdrogen zu konsumieren.

Es ist wichtig, dass Sie alle Anweisungen befolgen, die Ihnen Ihr Chirurg vor der Operation gibt. Das Befolgen ihrer Anweisungen trägt dazu bei, dass die Operation reibungsloser verläuft und Sie eine ordnungsgemäße Heilung erreichen.

Sie sollten dafür sorgen, dass Sie nach der Operation von jemandem nach Hause gefahren werden und dass zumindest in der ersten Nacht jemand bei Ihnen bleibt. Sie müssen mindestens drei Tage frei nehmen, also planen Sie entsprechend. Wenn Sie einen arbeitsintensiven Job haben, müssen Sie wahrscheinlich mindestens drei Wochen freistellen.

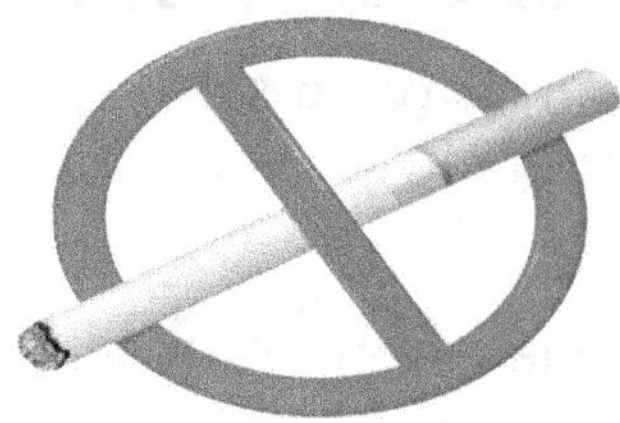

Einrichtung eines Erholungsbereichs für zu Hause

Bevor Sie sich einer Brustvergrößerungs Operation unterziehen, sollten Sie in Ihrem Zuhause einen Bereich zur Genesung einrichten. Stell sicher dass du hast:

- Von Ihrem Chirurgen verschriebene Schmerzmittel und/oder Paracetamol (Tylenol®).
- Salbe oder Creme für die Einschnittstellen (sofern von Ihrem Chirurgen empfohlen).
- Saubere Gaze, um die Einschnittstellen abzudecken.

- Viele lockere, bequeme Blusen oder Hemden mit Knöpfen.

Stufe des chirurgischen Eingriffs für oder am Tag der Operation

Bei einer Brustvergrößerungs Operation sind viele Schritte erforderlich. Hier finden Sie eine Erklärung der Schritte.

Anästhesie

Ihr Chirurg wird die Operation während Ihrer Schwangerschaft durchführen, Vollnarkose (sie werden schlafen gehen) oder durch intravenöse Sedierung. Dies legen Sie gemeinsam mit Ihrem Chirurgen fest.

Der Einschnitt

Eine Brustvergrößerung kann auf verschiedene Arten durchgeführt werden.

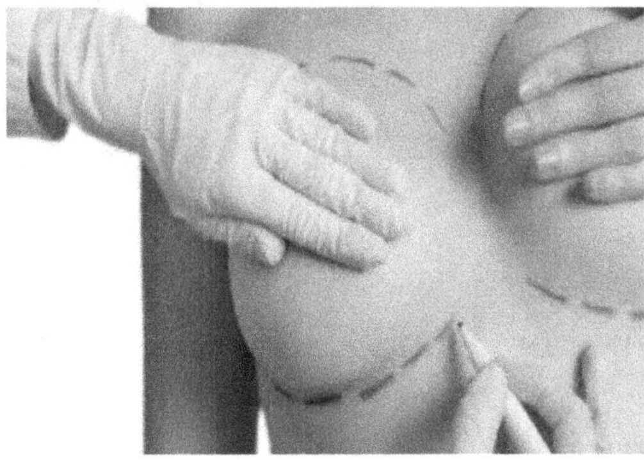

Ihr Chirurg kann den Eingriff durchführen:

- Über die Falten unter Ihrer Brust (sogenannte Unterbrustfalte).
- Entlang der Kante Ihres Warzenhofs (bekannt als periareolärer Einschnitt).
- Über Ihre Achselhöhle (bekannt als transaxillärer Zugang).

Ihr Chirurg wird diese möglichen Methoden vor Ihrer Operation mit Ihnen besprechen und gemeinsam werden Sie entscheiden, welcher Ansatz Ihren Bedürfnissen am besten entspricht.

Implantatinsertion

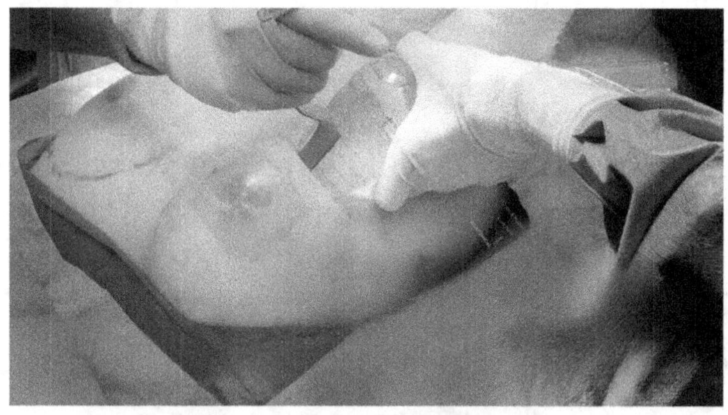

EINSETZEN VON SILIKONIMPLANTATEN

Ihr Chirurg kann das Implantat auf zwei verschiedene Arten einsetzen: unter Ihrem

Brustgewebe und vor Ihrem Muskel oder hinter Ihrem Brustmuskel (Brustmuskel).

Die Platzierung der Implantate hängt von einigen Faktoren ab, darunter der Art des von Ihnen gewählten Implantats und dem Ausmaß der Vergrößerung Ihrer Brüste. Sie können die Vorteile jeder Methode mit Ihrem Chirurgen besprechen und gemeinsam eine Entscheidung treffen.

Den Einschnitt schließen

Nachdem Ihr Chirurg Ihre Implantate eingesetzt hat, vernäht er die Einschnittstellen, um sie zu verschließen. Ihr Chirurg kann auch Drainageschläuche verwenden. Sie müssen die Anweisungen Ihres Chirurgen zur Nachsorge an der Inzisionsstelle befolgen. Ihre Brüste werden mit einem Müllverband abgedeckt und Sie werden gegebenenfalls mit einem OP-BH nach Hause geschickt.

Abschnitt 6
Postoperativer Genesungsprozess einer Brustvergrößerungs Operation

Während die unmittelbare Erholungsphase nach einer Brustvergrößerungs Operation variieren kann, entlassen Ärzte die Patientinnen in der Regel am selben Tag wie die Operation. Sie sollten jemanden haben, der sie nach Hause begleitet und mindestens die erste Nacht nach der Operation bei ihnen bleibt. Sie werden sich von der Brustvergrößerungs Operation erholen und innerhalb weniger Tage wieder Ihrer Arbeit und Ihren normalen Aktivitäten nachgehen können. Allerdings müssen Sie mehrere Wochen lang anstrengende Aktivitäten, insbesondere solche, die den Blutdruck erhöhen, meiden.

Wie lange halten Brustimplantate normalerweise?

Die Lebensdauer von Brustimplantaten, die für diejenigen, die über eine Brustvergrößerungsoperation nachdenken, oft ein entscheidender Faktor ist, kann erheblich variieren. Es hängt von einer Vielzahl von Faktoren ab. Daher ist es nicht möglich, eine genaue, universelle Zeitleiste anzugeben. Allerdings handelt es sich bei Brustimplantaten im Allgemeinen nicht um lebenslange Implantate. Möglicherweise muss man sie irgendwann ersetzen.

Obwohl mehrere Faktoren die Lebensdauer von Implantaten beeinflussen, geben Hersteller von Brustimplantaten in der Regel eine „Produkt Lebenserwartung" an, die üblicherweise bei etwa zehn Jahren liegt. Sie sollten es jedoch eher als Faustregel und nicht als endgültigen Endpunkt betrachten. Viele Frauen haben Implantate, die deutlich länger halten. Dennoch müssen Sie wissen, dass

Komplikationen wie ein Implantatriss oder eine Kapselkontraktur einen früheren Ersatz erforderlich machen können.

Leben nach der Brustvergrößerung

Unmittelbar nach Ihrer Brustvergrößerungsoperation bringt Sie ein Arzt in einen Raum zur Beobachtung, während Sie nach der Operation aufwachen. Sie können das Krankenhaus verlassen, sobald Sie stabil genug sind. Dies dauert normalerweise etwa eine Stunde.

Bevor Sie abreisen, wird Ihnen Ihr Chirurg genaue Anweisungen für die Genesung nach der Brustvergrößerung geben und einen Folgetermin vereinbaren. Ihr Chirurg wird Ihnen bei Bedarf Medikamente zur Schmerzbekämpfung verschreiben. Wenn Sie Drainageschläuche haben, wird Ihnen Ihr Chirurg sagen, wann Sie zum Entfernen dieser zurückkommen sollen, und er wird Ihnen auch Anweisungen geben, wann Sie die Mullbinden entfernen müssen.

Ihr Chirurg wird Ihre Fäden wahrscheinlich in etwa einer Woche entfernen. Mindestens vier Wochen lang sollten Sie keine schweren Lasten heben. Wenn Sie sportlich aktiv sind, kann es bis zu sechs Wochen dauern, bis Sie diesen Aktivitäten wieder nachgehen können.

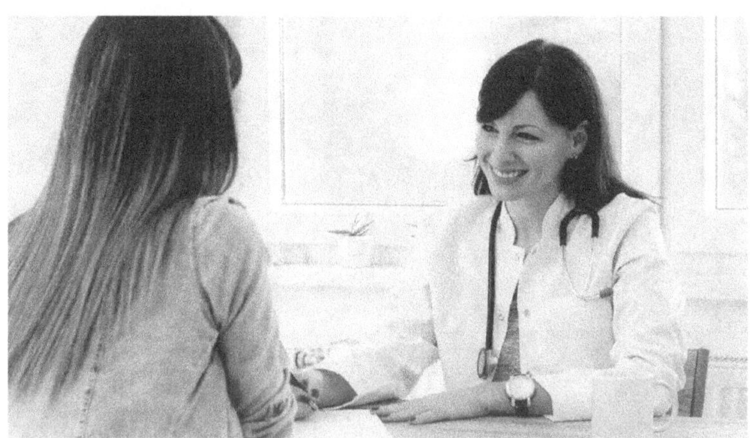